BEI GRIN MACHT SICH IHR WISSEN BEZAHLT

AF136934

- Wir veröffentlichen Ihre Hausarbeit,
  Bachelor- und Masterarbeit

- Ihr eigenes eBook und Buch -
  weltweit in allen wichtigen Shops

- Verdienen Sie an jedem Verkauf

Jetzt bei www.GRIN.com hochladen
und kostenlos publizieren

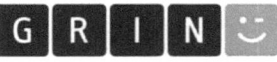

Bibliografische Information der Deutschen Nationalbibliothek:

Die Deutsche Bibliothek verzeichnet diese Publikation in der Deutschen National-
bibliografie; detaillierte bibliografische Daten sind im Internet über http://dnb.d-
nb.de/ abrufbar.

Dieses Werk sowie alle darin enthaltenen einzelnen Beiträge und Abbildungen
sind urheberrechtlich geschützt. Jede Verwertung, die nicht ausdrücklich vom
Urheberrechtsschutz zugelassen ist, bedarf der vorherigen Zustimmung des Verla-
ges. Das gilt insbesondere für Vervielfältigungen, Bearbeitungen, Übersetzungen,
Mikroverfilmungen, Auswertungen durch Datenbanken und für die Einspeicherung
und Verarbeitung in elektronische Systeme. Alle Rechte, auch die des auszugsweisen
Nachdrucks, der fotomechanischen Wiedergabe (einschließlich Mikrokopie) sowie
der Auswertung durch Datenbanken oder ähnliche Einrichtungen, vorbehalten.

Impressum:

Copyright © 2018 GRIN Verlag
Druck und Bindung: Books on Demand GmbH, Norderstedt Germany
ISBN: 9783346124647

Dieses Buch bei GRIN:

https://www.grin.com/document/516789

Rebecca Lengeling

Psychologie des Gesundheitsverhaltens. Selbstwirksamkeit zur sportlichen Aktivität

GRIN Verlag

GRIN - Your knowledge has value

Der GRIN Verlag publiziert seit 1998 wissenschaftliche Arbeiten von Studenten, Hochschullehrern und anderen Akademikern als eBook und gedrucktes Buch. Die Verlagswebsite www.grin.com ist die ideale Plattform zur Veröffentlichung von Hausarbeiten, Abschlussarbeiten, wissenschaftlichen Aufsätzen, Dissertationen und Fachbüchern.

Besuchen Sie uns im Internet:

http://www.grin.com/

http://www.facebook.com/grincom

http://www.twitter.com/grin_com

Deutsche Hochschule für
Prävention und Gesundheitsmanagement
Hermann Neuberger Sportschule 3
66123 Saarbrücken

Einsendeaufgabe

Fachmodul:	Psychologie des Gesundheitsverhaltens
Studiengang:	Gesundheitsmanagement
Datum Präsenzphase:	19.-21. März
Name, Vorname:	Lengeling, Rebecca
Studienort:	**Köln**
Semester:	**WS 17**

Inhaltsverzeichnis

1   Selbstwirksamkeitserwartung

1.1 Definition

Unter dem Begriff „Selbstwirksamkeitserwartung", der einen wichtigen Bestandteil der Lerntheorie des amerikanischen Psychologen Albert Banduras (1986-1992) darstellt, versteht man die Fähigkeit beziehungsweise Überzeugung einer Person, in einer auch schwierigen Situation ein passendes Verhalten ausüben und Herausforderungen aus eigener Kraft bewältigen zu können. Dieses Verhalten beruht auf bestehenden, beziehungsweise nicht bestehenden Handlungsstrategien und wird dementsprechend ausgeführt. Besteht eine hohe Selbstwirksamkeitserwartung in Verbindung mit einer Handlung, die absolviert werden möchte oder muss, ist die Person entsprechend motiviert, diese auszuführen. (Bandura, A., 1992).

1.2 Umfrage: Selbstwirksamkeit zur sportlichen Aktivität

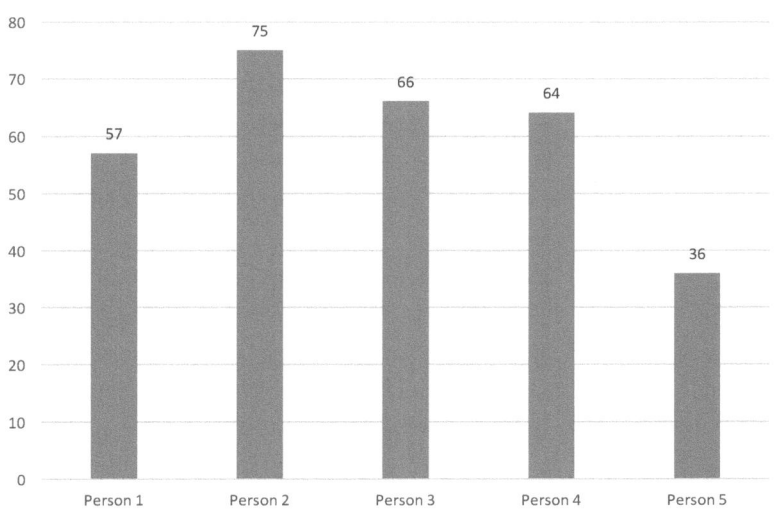

Abb. 1: Spezifische Selbstwirksamkeitserwartung zu dem Thema sportliche Aktivität im privaten Umfeld (eigene Darstellung, 2018)

Die Daten aus dem vorliegenden Diagramm wurden mithilfe eines Fragebogens ermittelt. Insgesamt wurden fünf Personen aus dem privaten Umfeld zu ihrer Selbstwirksamkeitserwartung in Bezug auf sportliche Aktivitäten befragt. Je höher die erlangte Punktzahl, desto höher ist die Selbstwirksamkeitserwartung. Von einer hohen Selbstwirksamkeit zu sportlichen Aktivitäten spricht man, wenn die jeweilige Person bereit ist, eine sportliche Aktivität in verschiedensten Situationen auszuführen.

Im Folgenden werden die fünf Personen kurz beschrieben und anschließend miteinander verglichen.

Person 1 ist weiblich, 51 Jahre alt und als Industriekauffrau tätig. Bislang waren ihre sportlichen Aktivitäten eher gering. Nach mehreren operativen Eingriffen, dem Erhalt einer TEP des linken Kniegelenks und weiteren gesundheitlichen Einschränkungen besucht sie einmal wöchentlich einen Reha-Sport-Kurs.

Ihre Punktzahl beträgt 57.

Person 2 ist männlich, 54 Jahre alt und gelernter Schlosser. Bis 2017 war er fast 35 Jahre aktiver Handballspieler, in früheren Jahren betrieb er zusätzlich kurzfristig Basketball und Fußballsport und widmete sich dem Ausdauersport. Heute besucht er ebenfalls einmal wöchentlich einen Kurs zum Reha-Sport aufgrund starker Rückenbeschwerden. Seine Punktzahl beträgt 75.

Person 3 ist männlich, 22 Jahre alt und Student. Zu seinen sportlichen Aktivitäten gehört der regelmäßige Besuch im Fitnessstudio. Bis vor drei Jahren spielte er drei Mal wöchentlich Handball. Mit diesem sportlichen Profil erreicht er 66 Punkte.

Person 4 ist männlich, 25 Jahre alt und beruflich als IT-Systemelektroniker tätig. Mehrmals wöchentlich ist er im Bereich Leichtathletik aktiv und trainiert zudem in einem Fitnessstudio. Seine Punktzahl beträgt 64.

Person 5 ist männlich, 22 Jahre alt und Student. In seinen früheren Jahren spielte er fünf Mal wöchentlich Fußball. Seit Beginn des Studiums übt er keine sportliche Aktivität mehr aus. Hier liegt das ausgewertete Ergebnis bei 36 Punkten.

Beim Vergleich der fünf Personen miteinander fällt Person 5 mit dem niedrigsten Wert ins Auge. Dies kann dadurch erklärt werden, dass sein Studium viel Zeit in Anspruch nimmt und er dadurch keine Motivation mehr für sportliche Aktivitäten findet. Erfahrungswerte zur Notwendigkeit von präventiven sportlichen Aktivitäten können aufgrund des Alters noch nicht vorhanden sein im Gegensatz zu bei Person 2 beispielsweise. Dieser war seit jungen Jahren sportlich aktiv und ist sich der positiven Auswirkung bewusst. Durch seine körperlich anstrengende Arbeit und die dadurch herbeigeführten Beschwerden im Rückenbereich ist er eher bereit, eine sportliche Aktivität auszuüben, da der Nutzen und gesundheitsfördernde Aspekt des Sports für ihn eine höhere Priorität besitzt als Kosten, Zeitaufwand und teilweise Überwindung, die damit verbunden sind.

Außerdem ist der Vergleich der beiden 22-jährigen Studenten interessant. Person 3 hat mit einer Punktzahl von 66 einen deutlich höheren Wert als Person 5 mit 36. Ein Grund für einen derartigen Unterschied könnte die Resistenz gegenüber äußeren Einflüssen sein. Für Person 3 gehört das Absolvieren einer sportlichen Aktivität zum Alltag und ist in der Tagesplanung integriert. Person 5 bereitet diese Selbstverständlichkeit offensichtlich Schwierigkeiten. Er lässt sich nach eigenen Angaben durch äußere Umstände beeinflussen und setzt seinen Fokus auf andere Bereiche, zum Beispiel auf das Studium.

Abschließend lässt sich sagen, dass die Selbstwirksamkeitserwartung bezüglich sportlicher Aktivitäten davon abhängt, wie die jeweilige Person deren Nutzen für sich persönlich gewichtet und wie die Prioritäten für eine gesunde Verhaltensweise gesetzt werden.

1.3 Vergleich zweier wissenschaftlicher Studien zum Thema Selbstwirksamkeitserwartung

In der folgenden Tabelle werden zwei Studien zur Selbstwirksamkeitserwartung miteinander verglichen und anschließend kritisch betrachtet.

Tab.1: Vergleich zweier Studien zum Thema Selbstwirksamkeitserwartung

	Dohnke et al. (2006)	Schneider & Rief (2007)
Fragestellung(en)	Ist eine Rehabilitationsmaßnahme nach Hüftgelenkersatz erfolgreicher, wenn die Selbstwirksamkeitserwartung der Patienten vor Reha-Beginn hoch ist? Haben Wohlbefinden, Gesundheitszustand und handlungsbezogene Erfahrungen Einfluss auf die Rehabilitation?	Führt es zu höherer Selbstwirksamkeitserwartung, wenn positive Therapieerfolge von Schmerzbewältigung zu erkennen sind? Welchen Einfluss haben Therapiestrategien auf die Selbstwirksamkeitserwartung?

Stichprobe	Teilnahme von 1065 Pati-enten mit Hüftgelenkersatz: 60% Frauen, 40% Männer; Altersdurchschnitt: 64,58 Jahre	Befragung von 316 Patien-ten mit somatoformer Schmerzstörung: 85,1% weiblich, 14,9% männlich; Altersdurchschnitt: 47,9 Jahre; erwerbstätig: 54,8%; nicht erwerbstätig: 14,6%; arbeitslos: 26,9%; Rentner: 30,7%
Materialien/Test	Fragebögen	Fragebögen
Untersuchungsdesign	Längs- und Querschnittana-lysen	Feldstudie
Hauptergebnisse	Je höher die Selbstwirk-samkeitserwartung zu Be-ginn der Reha, desto weni-ger waren Schmerzen und eingeschränkte Aktivität er-kennbar. Wohlbefinden und guter körperlicher Gesundheits-zustand haben positiven Einfluss auf optimale Zieler-reichung.	Erhöhte Selbstwirksam-keitserwartung durch Ver-besserung der Schmerzbe-wältigungsstrategien; Selbstwirksamkeitserwar-tung steigt durch Reduzie-rung von schmerzbedingten Beeinträchtigungen.

Beide Studien befassen sich mit der Auswirkung der Selbstwirksamkeitserwartung in Be-zug auf die Therapieergebnisse. Jeder Studie lagen Fragebögen zugrunde. Die Studie von Dohnke et al. bestätigt die Hypothese, dass Patienten mit einer hohen Selbstwirksam-keitserwartung vor Reha-Beginn ein besseres Ergebnis während des Reha-Aufenthaltes erzielen. Die Studie von Schneider und Rief bestätigt ebenfalls, dass durch die Verbesse-rung der Schmerzbewältigung die Selbstwirksamkeitserwartung erhöht wird. Ein wesent-licher Unterschied zwischen beiden Studien besteht darin, dass der Fokus der Studie der Psychologin Dohnke auf einem positiveren Ergebnis von Rehabilitationsmaßnamen durch hohe Selbstwirksamkeitsberatung liegt. Ein guter körperlicher Gesundheitszustand und emotional stabiles Wohlbefinden unterstützen dieses positive Resultat. Die Studie von Psychologin Schneider und Professor Dr. Rief bezieht sich auf die Reduktion von schmerzbedingen Beeinträchtigung. Die Patienten dieser Studie hatten von Anfang an eine geringe Selbstwirksamkeitserwartung, da bei diesen eine somatoforme Schmerzstörung diagnostiziert wurde. Eine Schlussfolgerung aus diesen Studien ist somit der enorme Einfluss des Schmerzempfindens auf die Selbstwirksamkeitserwartung.

2 Ernährungsverhalten

In den nachfolgenden Ausführungen wird das Ernährungs- bzw. Suchtverhalten bei Magersucht (Anorexia nervosa) näher erläutert.

2.1 Definition

Die Magersucht (Anorexia nervosa) ist ein ausgeprägtes und eindeutiges Syndrom einer krankhaften Essstörung. Sie ist durch ein extremes Streben nach Schlanksein gekennzeichnet, wobei Untergewicht und Gefährdung der eigenen Gesundheit oft über lange Zeit geleugnet werden (Huber, Thomas J., 2015, S.2).

2.2 Theoretische Grundlagen

Anorexia nervosa zeichnet sich durch selbst herbeigeführtes Untergewicht aus, das bei 15% unterhalb des Normalgewichtes liegt. Außerdem ist eine Körperschemastörung zu erkennen, in der die betroffene Person das anhaltende Gefühl hat, trotz messbarem Untergewichts dick zu sein. Auch die Gewichtsphobie, die die Angst vor Gewichtszunahme widerspiegelt, ist ein Kriterium.

Typische Symptome der Anorexia nervosa sind unter anderem verzögerte Magenentleerung, Schwund des Hirngewebes, Haarausfall, Unterschreitung der altersüblichen Herzfrequenz, Herzrhythmusstörungen, Ausbleiben der Regelblutung, Osteoporose, Hypothermie, Blutbildveränderung, Wasseransammlung im Körper oder Muskelschwund (Lempp, T., 2011, S.44).

2.3 Entstehung

Während noch in den 70er Jahren familiäre Einflüsse als wichtigster Faktor in der Entstehung dieser Essstörung galten, ist man heute der Meinung, dass Störungen des familiären Miteinanders eine Folge, aber nicht Ursache der Essstörung sind. Sexueller Missbrauch wird vielfach als bedeutsamer Faktor für die Entstehung von Essstörungen angesehen (Quaschner, K. und Theisen, F., 2008, S.275/ 276).

Als ein auslösender Faktor für biologische Ursachen wird der Östrogenanstieg in der Pubertät diskutiert. Viele Patienten/-innen zeigen Defizite bei der Bewältigung von Entwicklungsaufgaben (z. B. im Entwicklungsverlauf vom Kind zum Erwachsenen); demzufolge spielt auch das persönliche psychische Befinden eine Rolle. Betroffene erfahren durch die Krankheit oft eine subjektive Verbesserung ihres negativen Selbstbildes. Diäten, körperliche Erkrankungen mit leichtem Gewichtsverlust und das Ausüben von gewichtsabhängigen Sportarten gelten ebenfalls als krankheitsauslösende Faktoren (Lempp, T., 2011, S.44).

2.4 Daten und Fakten

Magersucht ist bei Jugendlichen mit einer Häufigkeit von ca. 1 % zu verzeichnen. Die meisten Fälle zeigen sich um das 14. bis 19. Lebensjahr. Bei der Anorexia nervosa liegt der Häufigkeitsgipfel bei 14 Jahren.

Laut Wibbeke B., Psychotherapeutin in der Kinder- und Jugendpsychiatrie Paderborn (persönl. Mitteilung, 30.03.2018), sind immer mehr Jüngere betroffen. Einige TV-Sendungen, wie zum Beispiel „*Germanys next Topmodel*", die oft von jüngeren Mädchen konsumiert werden, beeinflussen diese Entwicklung. Derartige Sendungen können dieses Essverhalten vermehrt bei jüngerem Publikum anregen beziehungsweise unterstützen.

Das Risiko zu erkranken ist bei Mädchen 10- bis 20-fach erhöht. Die Erkrankungshäufigkeit nimmt bei Jungen aktuell zu, wozu es jedoch zurzeit noch keine Erklärungsansätze gibt (Lempp, T.,2011, S.44).

Familienstudien weisen auf die Bedeutung genetischer Faktoren hin. So ist das Krankheitsvorkommen bei Familienmitgliedern magersüchtiger Patienten im Vergleich zu gesunden Kontrollpersonen um das 7- bis 12-fache erhöht. Darüber hinaus lässt sich in Familien mit magersüchtigen Patienten ein erhöhtes Aufkommen depressiver Störungen sowie Angst- und Zwangserkrankungen nachweisen (Quaschner, K. und Theisen, F., 2008, S.275/ 276).

Bei chronischen Verläufen besteht eine Sterblichkeit von 5-10%. Todesursachen sind zum Beispiel Suizide, Mangelerkrankungen oder kardiologische Ursachen (Lempp, T., 2011, S.45)

2.5 Präventions- und Interventionsprogramme zur Reduktion von Gesundheitsrisiken

Ein ausgeglichenes Essverhalten und die Einnahme von Mahlzeiten mit Genuss ist ein gemeinsames Therapieziel aller an Magersucht Erkrankten. Keine Gegenmaßnahmen, um das Gewicht zu regulieren, keine Angst vor Gewichtszunahme, keine quälenden Gedanken und Schuldgefühle. Eine Atmosphäre von Verständnis und Gemeinsamkeit unterstützt diese Ziele. Denn wieder genügend zu essen und eine Gewichtszunahme auszuhalten, ängstigt die meisten Patienten und stellt für sie eine große Herausforderung dar (Huber, T., 2015, S. 2).

In der Paderborner Kinder- und Jugendpsychiatrie besteht die Möglichkeit, sich durch professionelle Hilfe unterstützen zu lassen. Angeboten werden eine Ambulanz und eine Tagesklinik, also eine teilstationäre Behandlung, bei der die Patienten nach den Anwendungen und am Wochenende nach Hause zurückkehren. In der Regel wird diese Behandlungsform über drei Monate von morgens bis nachmittags empfohlen. In die Ambulanz werden oft Kinder konsiliarisch aus der Kinderklinik mit der Fragestellung geschickt, ob eine stationäre Behandlung empfohlen wird. Bei bereits gestellter Diagnose ist in der Regel eine stationäre Behandlung sinnvoll, ambulante oder teilstationäre Behandlungen erweisen sich erfahrungsgemäß als sehr schwierig (Wibbeke, B., Psychotherapeutin in der Kinder- und Jugendpsychiatrie Paderborn, persönl. Mitteilung, 30.03.2018).

Massives Untergewicht, häufige Heißhungerattacken, bedrohliche körperliche und seelische Veränderungen sowie eine festgefahrene familiäre Situation erfordern eine stationäre Aufnahme.

Höchstes Ziel der therapeutischen Maßnahmen bei der Anorexia nervosa ist die Normalisierung des Gewichts. Eine Normalisierung des Essverhaltens ist neben dieser Gewichtszunahme ebenso wichtig. Sehr hilfreich für die Patienten ist die Zusammenarbeit von Stationsarzt und Ernährungsberater/-in, die über die körperlichen Auswirkungen der Essstörung und eine gesunde Ernährung informieren (Quaschner, K. und Theisen, F., 2008, S. 277).

Schrittweise und kontinuierlich sollte die Wiederherstellung des normalen Körperge-
wichts vor sich gehen. Der wöchentliche Gewichtszuwachs muss mindestens 700 g be-
tragen, sollte aber 3 kg nicht überschreiten; eine Gewichtskontrolle sollte zweimal wöchentlich erfolgen (Meermann, R und Zielmanski, 2006, S.284).

Die Patienten erhalten Hilfestellung bei der Gewichtsregulierung durch ein therapeuti-
sches Programm, bei dem die einzelnen Schritte der Gewichtszunahme durch eine Erwei-
terung der Aktivitäten verstärkt werden (Quaschner, K. und Theisen, F., 2008, S. 277).

Durch die Einführung von Ernährungstagebüchern, Essensplänen und intensiven Ernäh-
rungsberatungen kann es den Patienten gelingen, ihr erreichtes Gewicht beizubehalten.
Dies kann durch regelmäßige Gewichtskontrollen des Pflegepersonals festgehalten werden (Lempp, T., 2011, S. 45).

2.6 Konsequenzen für eine gesundheitsorientierte Beratung

Laut Wibbeke, B., Psychotherapeutin in der Kinder- und Jugendpsychiatrie Paderborn
(persönl. Mitteilung, 30.03.2018), gibt es zusätzlich zum Essverhalten oft noch weitere
Problemstellungen, die die Betroffenen bedrücken. Konflikte oder ein geringes Selbst-
wertgefühl sind vielfach ursächlich.

Um eine dauerhafte, positive Wandlung zu erzielen ist es erforderlich, die Hintergründe
und Elemente zu verstehen, die die Essstörung aufrechterhalten. Darauf aufbauend können die Erkrankten Lösungswege finden, um anders als mit ihrem Verhalten auf die früheren Auslöser zu reagieren. Beides ist hilfreich für die oft wichtige Stärkung des Selbstbe-
wusstseins und der Selbstannahme (Huber, T., 2015, S. 2).

3 Beratungsgespräch

Im Folgenden wird ein Fallbeispiel anhand eines Modells des Gesundheitsverhaltens
analysiert. Kurzbeschreibung der Kundin: Frau M., 30 Jahre alt, Sekretärin in einer
Stadtverwaltung, unregelmäßiges und unausgewogenes Essverhalten, keine
gesundheitlichen Beschwerden, mit ihrer Figur unzufrieden, früher regelmäßig sportlich
aktiv, seit der Geburt ihrer Kinder jedoch zeitliche Probleme, Wunsch nach
Gewichtsreduktion.

3.1 Fallbeispiel: Frau M.

Die im Fallbeispiel vorgestellte Kundin kann dem transtheoretischen Modell zugeordnet werden. Das transtheoretische Modell (TTM) nach Prochaska und DiClemente ist ein weltweit anerkanntes Verfahren, um Veränderungen von gesundheitsrelevanten Gewohnheiten zu beschreiben. Es lässt sich in 5 Stufen unterteilen: Absichtslosigkeit (Stufe 1), Absichtsbildung (Stufe 2), Vorbereitung (Stufe 3), Handlung (Stufe 4) und Aufrechterhaltung (Stufe 5). Frau M. befindet sich in der zweiten Stufe des TTM-Modells, der Absichtsbildung. Charakteristisch für die zweite Stufe ist die offene Auseinandersetzung mit dem vorhandenen Risikoverhalten. Die betroffene Person ist noch nicht dazu entschlossen, ihr Verhalten zu ändern. Vor- und Nachteile einer Verhaltensänderung werden abgewägt, wobei die Nachteile noch einen größeren Stellenwert einnehmen als die Vorteile. Frau M., 30 Jahre alt, Mutter von zwei Kindern und Sekretärin in einer Stadtverwaltung, ist mit ihrer Figur unzufrieden. Sie hat keine körperlichen Beschwerden und war früher regelmäßig sportlich aktiv, findet jedoch seit der Geburt ihrer Kinder keine Zeit mehr dafür. Sie möchte ihr Gewicht reduzieren, kann sich aber für keine Abnehm-Methode entscheiden. Sie ist sich ihres Übergewichtes bewusst und weiß, dass sie etwas dagegen unternehmen sollte. Anfangs überwiegen die negativen Faktoren wie Zeitmangel, hohes Arbeitsaufkommen, Kinderbetreuung. Außerdem ist ihr nicht klar, wie sie die Verhaltensänderung umsetzen soll. Dennoch sagt sie von sich aus, dass sie ihr Gewicht reduzieren möchte. All diese Faktoren lassen darauf schließen, dass sich Frau M. in der Stufe der Absichtsbildung befindet.

Im Beratungsgespräch ist es daher wichtig, ein Ziel mit der Kundin zu formulieren, um bestmögliche Erfolge zu erzielen. Hierbei ist die SMART-Formel eine geeignete Option. SMART steht für eine Reihe von Adjektiven (spezifisch, messbar, attraktiv, realistisch und terminiert), die bei der Planung des Zieles berücksichtigt werden sollten. Eine Kosten-Nutzen-Waage hilft ebenfalls bei der Veranschaulichung der positiven Auswirkungen. Alle positiven und negativen Faktoren werden aufgelistet und miteinander verglichen. Grundlegend ist die attraktive Gestaltung der Vorteile (zum Beispiel durch die Nutzung der SMART-Formel) für den Kunden und der deutliche Verweis auf den Nutzen und die Verbesserung der persönlichen Lebenssituation. Das gemeinsame Erstellen eines Wochenplans, in dem jeder Tag genau durchgeplant wird, kann dabei helfen, das Zeitmanagement des Kunden geregelter zu gestalten. Im Fallbeispiel mit Frau M. ist es nützlich, einen solchen Wochenplan zu erstellen, da sie ihre Zeitfenster offensichtlich nicht wie gewünscht ausfüllt.

3.2 Rolle des Beraters

Die Rolle des Beraters hat eine wichtige Bedeutung bei den Entscheidungsprozessen des Kunden. Der Berater erfüllt hierbei eher die Rolle eines Begleiters, der dazu beiträgt, ein handlungswirksames Ziel zu erreichen. Durch ausreichende Informationen und eine fundierte, individuell auf den Kunden angepasste Beratung unterstützt er den Kunden bei der Überwindung seines Rubikons. Um eine gute Beratung durchführen zu können, ist die gründliche Vorbereitung auf das Beratungsgespräch unerlässlich. Sowohl die organisatorische als auch mentale Einstellung auf den Kunden ist vorteilhaft. Alle Unterlagen zu dem Kunden sollten vorliegen. Die vorherige mentale Vorbereitung des Beraters bewirkt ein positives Feedback und vermittelt Souveränität und Sicherheit dem Kunden gegenüber. Es folgt die Kontaktaufnahme, in der die ersten Sekunden den weiteren Verlauf des Gespräches entscheiden. Hierbei sind mehrere Dinge zu beachten: äußeres Erscheinungsbild des Beraters, Körperhaltung, Gestik und Mimik und auch Blickkontakt, verbunden mit einem freundlichen Lächeln, um ein Gefühl von Sympathie und Vertrauen beim Kunden auszulösen. Anschließend kommt es zum Aufbau einer persönlichen Beziehung zwischen Berater und Kunde. Um ein erfolgreiches Gespräch führen zu können, bietet es sich an, mit offenen Fragen das Problembewusstsein des Kunden herauszufiltern. Hierbei sollte der Kunde seine eigenen Ideen zur Zielerreichung entwickeln, der Berater sollte ihn hierbei begleiten und eine unterstützende Rolle einnehmen. Sollte der Kunde im Gesprächsverlauf seinen Rubikon überwinden können, folgt die Umsetzung eines Trainingsplanes, der dann von diesem umgesetzt werden kann.

3.3 Gesprächsverlauf

Nachfolgend wird der Gesprächsverlauf zwischen dem Berater (B) und der Kundin, Frau M. (K), dargestellt.

Vor Gesprächsbeginn stellt sich der Berater organisatorisch und mental auf den Kunden ein. Eine offene und freundliche Ansprache zu Beginn des Gespräches schafft eine vertrauensvolle Beziehungsebene.

B: „Guten Tag, mein Name ist Rebecca Lengeling! Wie kann ich dir helfen?"

K: „Guten Tag! Ich bin hergekommen, um abzunehmen und mich wieder wohl zu fühlen in meiner Haut!"

B: „Kannst du dein Ziel präziser ausdrücken? An wie viele Kilos hast du gedacht?"

K: „Ich würde mich freuen, wenn ich um die zehn Kilo schaffen würde!"

B: „Was hältst du für realistisch, in welcher Zeitspanne du dementsprechend viele Kilos verlieren könntest?"

K: „Ich habe mir vorgenommen, bis Mitte August die ersten Erfolge zu sehen!"

B: „Bis Mitte August wären das also circa fünf Monate! Was glaubst du, was für positive Veränderungen eintreten, wenn du dein Ziel erreicht hast?"

K: „Ich hoffe auf mehrere positive Veränderungen. Zum einen würde ich mich wieder wohler fühlen in meinem Körper und außerdem würde ich gerne Ende September wieder in mein Trauzeugen-Kleid passen!"

B: „Okay, dass ist auf jeden Fall schon mal eine gute Motivation! Wie sieht dein beruflicher Alltag aus?"

K: „Ich bin Sekretärin in einer Stadtverwaltung und arbeite 20 Stunden pro Woche!"

B: „Also übst du eher sitzende Tätigkeiten aus?"

K: „Ja, genau. Ich sitze eigentlich den ganzen Arbeitstag am Schreibtisch!"

B: „Okay. Hast du bislang Sport betrieben?"

K: „Früher habe ich regelmäßig Sport betrieben! Viel Ausdauer-, aber auch Kraftsport."

B: „Du sagtest gerade, du hast früher regelmäßig Sport getrieben. Wie hast du dich dabei gefühlt?

K: „Es hat mir Spaß gemacht! Ich hatte einen geregelten Tagesablauf und ich habe mich wohl gefühlt mit meinem Aussehen! Ich hatte einen Ausgleich zu meinem Büroalltag."

B: „Und wie lange überlegst du schon, dein Ziel, Gewicht zu verlieren, in Angriff zu nehmen?"

K: „Ach, das überlege ich schon seit ein paar Jahren. Wie gesagt, ich habe damals regelmäßig Sport betrieben, jedoch habe ich kaum noch Zeit für sportliche Aktivitäten seit der Geburt meiner beiden Kinder!"

B: „Ach so, okay! Wie alt sind deine Kinder, wenn ich fragen darf?"

K: „Meine beiden Kinder sind vier und sieben Jahre alt und nehmen dementsprechend viel Zeit in Anspruch!"

B: „Ja, das ist natürlich verständlich bei zwei kleinen Kindern! Abgesehen davon, gibt es noch andere Gründe, die dich vom Training abhalten könnten?"

K: „Mir ist in den letzten Jahren die Motivation verloren gegangen, etwas für meinen Körper zu tun und ich weiß nicht so recht, wie ich jetzt wieder damit anfangen soll und wie ich es schaffe, mein Gewicht zu reduzieren."

B: „Ich freue mich, dass du so ehrlich und offen zu mir bist und mit mir darüber redest! Ich würde dir gerne dabei helfen, eine Gewichtsreduktion zu erreichen und dir so viel

Unterstützung zu geben, wie du benötigst! Was glaubst du, wo liegen deine persönlichen Stärken?"

K: „Nun ja, ich bin generell ein sehr ehrlicher und offener Mensch. In meinem Berufsleben bin ich sehr zielstrebig und wenn ich mir etwas in den Kopf setzte, versuche ich es durchzuziehen. Jedoch brauche ich in Sachen Gesundheit und Sport meistens den letzten Kick, wo mir jemand sagt, dass ich etwas tun und ändern muss!"

B: „Wer könnte so jemand aus deinem privatem Umfeld sein? Wer könnte dich dabei unterstützen, dein Ziel zu erreichen?"

K: „Ich glaube, mein Mann wäre dafür eine geeignete Hilfe! Ich könnte mir auch gut vorstellen, gemeinsam mit ihm zu trainieren. "

B: „Das ist sehr gut! Gerne kannst du deinen Mann mal mitbringen! Du sagtest, dir fehlt manchmal der letzte Schritt, eine Entscheidung zu treffen. Du hast mir in diesem Gespräch schon einige Dinge über dich verraten, und ich würde nun gerne mit dir zusammen eine Waage erstellen, in der wir alle positiven und negativen Faktoren des Trainings gegenüberstellen!"

K: „Okay, sehr gerne!"

B: „Gut, wir halten also fest: Zeitraubende Faktoren sind die Kinderbetrauung und das Familienmanagement, die dir wenig Raum für dich selbst lassen. Zusätzlich fehlt dir die Motivation. Positive Faktoren wären Gewichtsverlust, dein Wohlfühlfaktor würde wieder ansteigen und du könntest daran arbeiten, im September wieder in dein Kleid zu passen! Außerdem haben wir schon über deine Stärken geredet. Du sagtest, du bist eine sehr zielstrebige Person, die erreicht, was sie erreichen will und auch das dazugehörige Durchhaltevermögen zeigt! Unser Ziel ist es also, dieses Durchhaltevermögen auch auf unser Training zu übertragen und dabei werde ich dich begleiten!"

K: „Okay, wenn ich jetzt so darüber nachdenke, überwiegen die guten Faktoren des Trainings und ich glaube, mit etwas Unterstützung könnte ich es schaffen, das Training effizient durchzuhalten!"

B: „Sehr gut! Bevor wir mit dem Training und der Erarbeitung deiner Ziele beginnen, muss ich noch wissen, ob gesundheitliche Einschränkungen zu beachten sind?"

K: „Nein, mir sind keine gesundheitlichen Beschwerden bekannt!"

B: „Okay, gut, dann weiß ich darüber Bescheid und kann dir einen auf dich angepassten, individuellen Trainingsplan erstellen!"

K: „Das freut mich sehr! Ist sonst noch etwas wichtig?"

B: „Um einen effektiven Trainingserfolg zu erlangen, wäre es noch interessant für mich zu erfahren, wie du zum Thema Ernährung stehst."

K: „Über Ernährung habe ich früher und auch heute nie wirklich nachgedacht oder mich damit wirklich richtig befasst. Ich muss ganz ehrlich zugeben, ich esse sehr unregelmäßig, wegen meiner Arbeit und den Kindern."

B: „Okay, verstehe. Ich schlage dir vor, du kommst nächste Woche nochmal vorbei und wir trainieren zusammen und sprechen ebenfalls nochmal ausführlich über das Thema Ernährung! Gerne kannst du auch deinen Mann mitbringen! Wie klingt das für dich?"

K: „Super! Das freut mich sehr! Vielen Dank für deine freundliche Beratung. Bis nächste Woche!"

B: „Gerne! Bis nächste Woche, ich freue mich auf ein Wiedersehen!"

4   Literaturverzeichnis

Bandura, A. (1992). *Exercise of personal agency through the self-efficacy mechanism.* In R. Schwarzer (Hrsg.), Self-Efficacy: Thought control of action, Washington, D.C.: Hemisphere, S. 3-38.

Huber, Thomas, Ernährungsmediziner. (2015). *Der stumme Schrei*, Korso-Info, Klinik am Korso, 1/Feb., S. 2.

Lempp, Thomas. (2011). *Kinder- und Jugendpsychiatrie*, Urban u. Fischer Verlag, Elsevier GmbH, München, S. 44.

Lempp, Thomas. (2011) *Kinder- und Jugendpsychiatrie*, Urban u. Fischer Verlag, Elsevier GmbH, München, S. 45.

Meermann, R und Zielmanski. (2006). *Verhaltenstherapie*, Georg Thieme Verlag, Stuttgart, Herausgeber Batra, Anil, Buchkremer, Gerhard und Wassermann, Reinhard, 2. Auflage, S. 284.

Quaschner, Kurt und Theisen, Frank. (2008). *Kinder- und Jugendpsychiatrie*, Georg ThiemeVerlag, Stuttgart, Herausgeber Helmut Remscheid, 5. Auflage, S. 275/276.

Quaschner, Kurt und Theisen, Frank. (2008). *Kinder- und Jugendpsychiatrie*, Georg Thieme Verlag, Stuttgart, Herausgeber Helmut Remscheid, 5. Auflage, S. 277.

4.1 Abbildungsverzeichnis

4.2 Tabellenverzeichnis

BEI GRIN MACHT SICH IHR WISSEN BEZAHLT

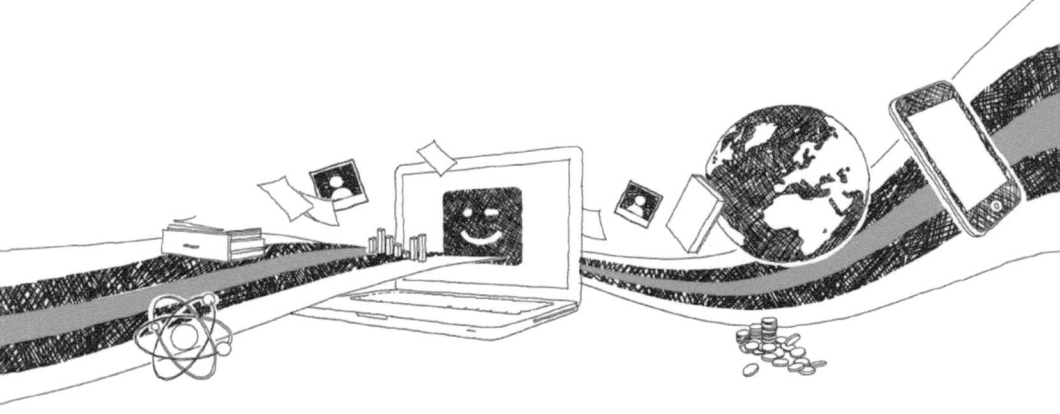

- Wir veröffentlichen Ihre Hausarbeit,
  Bachelor- und Masterarbeit

- Ihr eigenes eBook und Buch -
  weltweit in allen wichtigen Shops

- Verdienen Sie an jedem Verkauf

Jetzt bei www.GRIN.com hochladen
und kostenlos publizieren